Birgit Henze

AKTIVIEREN MIT HANDGYMNASTIK

Fingerspiele für Menschen mit und ohne Demenz

Band 3

schlütersche

Die Autorin
Birgit Henze ist Krankenschwester, Ergotherapeutin sowie Fachkraft für Gerontopsychiatrie und somit eine absolute Expertin auf diesem Gebiet: Seit vielen Jahren ist sie in der Sozialen Betreuung tätig und leitet diesen Bereich in einer Berliner Pflegeresidenz. All ihre Vorschläge und Angebote sind daher bestens praxiserprobt.

Bibliografische Information der Deutschen Nationalbibliothek
Die Deutsche Nationalbibliothek verzeichnet diese Publikation in der Deutschen Nationalbibliografie; detaillierte bibliografische Daten sind im Internet über http://dnb.de abrufbar.

ISBN 978-3-89993-377-2 (Print)
ISBN 978-3-8426-8822-3 (PDF)
ISBN 978-3-8426-8823-0 (EPUB)

2. Auflage

Aus Gründen der besseren Lesbarkeit wurde in diesem Buch gelegentlich die männliche Form gewählt, nichtsdestoweniger beziehen sich Personenbezeichnungen gleichermaßen auf Angehörige des männlichen und weiblichen Geschlechts sowie auf Menschen, die sich keinem Geschlecht zugehörig fühlen.
Autorin und Verlag haben dieses Buch sorgfältig erstellt und geprüft. Für eventuelle Fehler kann dennoch keine Gewähr übernommen werden. Weder Autorin noch Verlag können für eventuelle Nachteile oder Schäden, die aus in diesem Buch vorgestellten Erfahrungen, Meinungen, Studien, Therapien, Medikamenten, Methoden und praktischen Hinweisen resultieren, eine Haftung übernehmen. Insgesamt bieten alle vorgestellten Inhalte und Anregungen keinen Ersatz für eine medizinische Beratung, Betreuung und Behandlung.
Etwaige geschützte Warennamen (Warenzeichen) werden nicht besonders kenntlich gemacht. Daraus kann nicht geschlossen werden, dass es sich um freie Warennamen handelt.

Gedruckt mit mineralölfrei hergestellten Druckfarben und Strom aus erneuerbaren Energien. Die eingesetzten Klebe- und Bindestoffe entsprechen den derzeitigen Umweltstandards, die vom RAL Institut für Gütesicherung und Kennzeichnung geprüft wurden.

Umschlaggestaltung:	Kerker + Baum, Büro für Gestaltung GbR, Hannover
Zeichnungen:	Birgit Henze
Satz:	PER MEDIEN & MARKETING GmbH, Braunschweig
Satz Neuauflagen:	Sandra Knauer Satz · Layout · Service, Garbsen
Druck und Bindung:	Salzland Druck GmbH & Co. KG, Staßfurt

Inhalt

Einleitung

In meiner Arbeit mit älteren Menschen und Hochbetagten, bemerkte ich wiederholt, dass sie häufig ihre Hände und Finger bewegen – teilweise willkürlich, teilweise unwillkürlich. Das Bewegen der Hände und Finger schien ihnen gut zu tun, ihnen eine Art von Sicherheit zu vermitteln. Die Senioren, gerade auch Menschen mit Demenz, wirkten ruhiger und gleichzeitig konzentrierter, aufnahmefähiger. Ich fragte mich, ob das mit den Handbewegungen zusammenhängt und was dahinter steckt?

Bei meiner Recherche stieß ich auf interessante Erkenntnisse:

- Aus der klinischen Neurobiologie und -psychologie ist bekannt, dass etwa 60 Prozent unserer Finger im Gehirn repräsentiert sind. So besitzt jeder Mensch in seinen verschiedenen Hirngebieten quasi »Landkarten« seiner gesamten Körperoberfläche. Und: Hirn und Körperoberfläche sind ja miteinander verknüpft. Werden also Finger und Hände durch Gymnastik stimuliert, kann das positive Auswirkungen auf unsere kognitiven Leistungen haben – also etwa auf die Konzentration und Merkfähigkeit! (Vgl. z. B. P. Berlit 2011 oder J. Lehrner et al. 2011)
  Das untermauert auch die Aussage der Gehirn-Trainerin Bettina Jasper: *»Wenn Finger und Hände gezielt bewegt werden, dann tue ich für die Durchblutung des Gehirns genauso viel als wäre der ganze Rumpf aktiv. Wenn die Finger eine neue Übung einstudieren, die das Denken mit einschließt, arbeitet der Geist auf Hochtouren.«* (SZ.de v. 22.05.2010, abgerufen am 05.01.2016)
- Zudem haben gymnastische Fingerübungen natürlich die Förderung der Beweglichkeit und Motorik zur Folge: Gerade Menschen mit Fingergelenksarthrose profitieren hier von regelmäßigen Übungen. Sie können so die Aktivität, Griffstärke ihrer Hände verbessern und sogar gegen Schmerzen antrainieren, wie eine norwegische Studie eindrucksvoll beweist. (Vgl. T. Henning, M. Hansens 2013)

Mit diesem Hintergrundwissen machte ich es mir bei meiner Arbeit mit den Senioren zur Gewohnheit, Bewegungsübungen der Finger und Hände durchzuführen. Das kam sehr gut bei ihnen an und wurde freudig durchgeführt.

Schließlich entwickelten sich daraus eigene Einheiten mit umfangreichen Übungen: die Handgymnastik. Die entsprechenden Kurse waren bald so gut besucht, dass ich zusätzliche Termine anbieten musste.

Aktuell kann ich berichten, dass »meine Senioren« bei den Handgymnastik-Runden immer sehr fröhlich und aktiv sind. Sie wirken sogar nachhaltig, denn:

- Demenzbetroffene im ersten oder zweiten Stadium profitieren häufig in Form von gesteigerter Konzentration, Ruhe und Erfolgserlebnissen, wenn ihnen die Übungen gelingen.
- Auch Teilnehmer mit Bewegungseinschränkungen können gut teilnehmen – bei Bedarf kann die Gymnastik auch am Bett durchgeführt werden.
- Viele Teilnehmer üben neben den angebotenen Terminen für sich und präsentieren beim nächsten Treffen stolz ihre Fortschritte.

In diesem Sinne wünsche ich Ihnen viel Spaß bei der Durchführung!

Birgit Henze

Bitte beachten Sie!

Der Übungsraum sollte vor Beginn frisch gelüftet sein und eine angenehme Raumtemperatur besitzen.

Alle Teilnehmer sitzen auf bequemen Stühlen an Tischen. Mobilitätseingeschränkte Senioren können auch im Rollstuhl sitzend teilnehmen.

Die Finger und Hände sollten vor jeder Übungseinheit aufgewärmt werden. Dafür bieten sich das kräftige Aneinanderreiben der Hände und kurze Fingermassagen der einzelnen Finger nacheinander an, die jeder Teilnehmer in der Regel selbst durchführen kann.

Alle Übungen sind stets langsam und mit Bedacht auszuführen. Es gilt, die Gelenke achtsam zu dehnen und Arme, Hände und Finger bewusst und ruhig zu bewegen.

Es ist sinnvoll, mit einer kleinen Basisgymnastik zu starten, die die Teilnehmer auf die Fingerübungen einstimmt und ein lockeres, möglichst aufrechtes Sitzen vorbereitet.

Handgymnastik mit Flaschendeckeln

Für diese Übung sammeln Sie gleichgroße Flaschendeckel (am besten aus Plastik) und verteilen diese an die Teilnehmerinnen und Teilnehmer. Außerdem benötigen Sie pro Person zwei Sammelgefäße für die Deckel. Das können leere Schachteln oder auch kleine Schüsseln sein.

Übung 1: Flaschendeckel sortieren

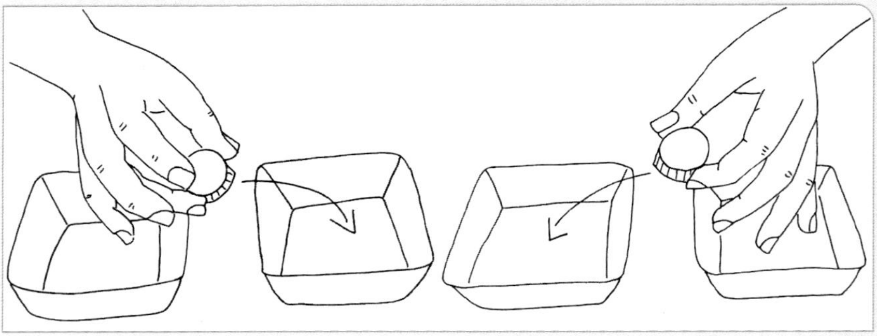

Vor den Teilnehmern stehen zwei Behältnisse, in dem rechten liegen vier Deckel.

Die Aufgabe besteht darin, einen Deckel mit Daumen und Zeigefinger in das andere Behältnis zu transportieren.

Der nächste Deckel wird mit Daumen und Mittelfinger in das nebenstehende Behältnis transportiert, alle weiteren Deckel jeweils mit dem Daumen und dem Ring- bzw. mit dem kleinen Finger verteilt.

Anschließend werden alle Deckel mit der anderen Hand aus dem linken Behältnis wieder in das rechte übertragen. Dabei dieselben Fingerkombinationen wie zuvor verwenden: Daumen – Zeigefinger, Daumen – Mittelfinger, Daumen – Ringfinger und Daumen – kleiner Finger.

Übung 2: Wege erkunden

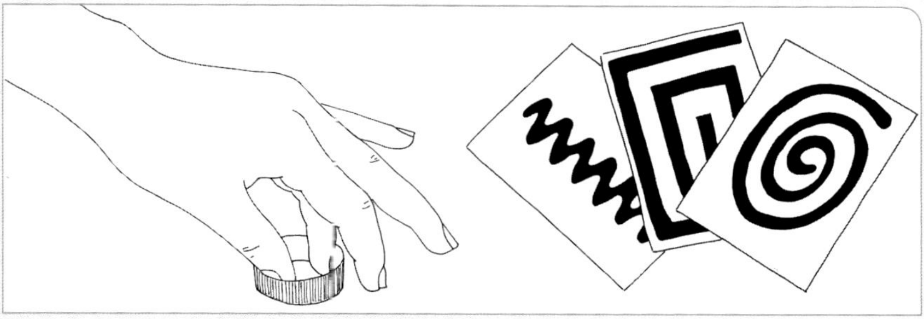

Jeder erhält eine Art Musterkarte mit vorab eingezeichneten, dicken, zusammenhängenden Linien – den sogenannten Wegen. Je nach Verfassung der Teilnehmenden können die Karten nach Schweregraden verteilt werden.

Nun erhält jeder einen Deckel. In diesen werden ein Daumen und je ein anderer Finger der rechten Hand – beginnend mit dem Zeigefinger – gesteckt.

Jetzt fährt der Deckel unter der Führung von Daumen und Zeigefinger die Wege/Linien der Musterkarte ab. Abwechselnd steuern alle Finger zusammen mit dem Daumen den Deckel die Wege entlang.

Geübte Teilnehmer versuchen sich auch mit der linken Hand.

Übung 3: Zwischenräume füllen

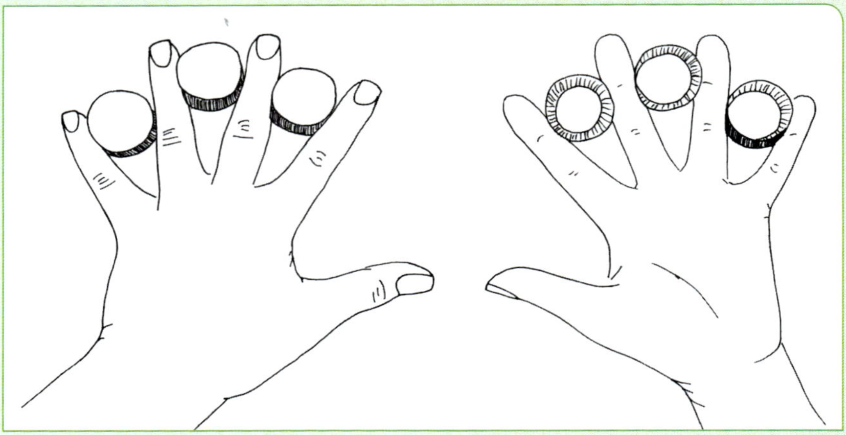

Die linke Hand liegt mit gespreizten Fingern flach auf dem Tisch.

Mit der rechten Hand werden in die Fingerzwischenräume der linken Hand Flaschendeckel gelegt.

Die gleiche Übung auch mit der anderen Hand durchführen.

Wer möchte, kann versuchen, die jeweilige Hand mit den Deckeln anzuheben und zu drehen, sodass kein Deckel herunterfällt.

Übung 4: Flaschendeckel rollen

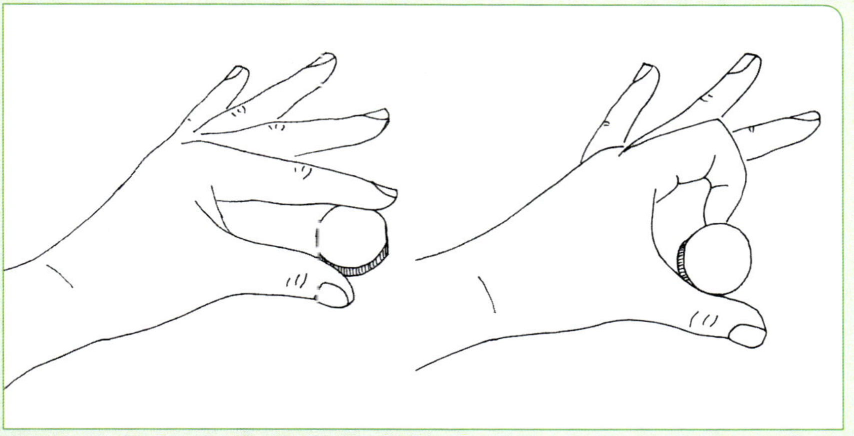

Einen Deckel hochkant mit Daumen und Zeigefinger der einen Hand greifen und dazwischen hin und her rollen, ohne dass er hinunterfällt. Diese Übung mehrfach wiederholen.

Dann den Zeigefinger erst durch den Mittelfinger, dann Ringfinger und kleinen Finger ersetzen und den Deckel hin und her rollen.

Anschließend die Hand wechseln und das Deckelrollen auch hier mit allen Fingern durchführen.

Übung 5: Glatteis

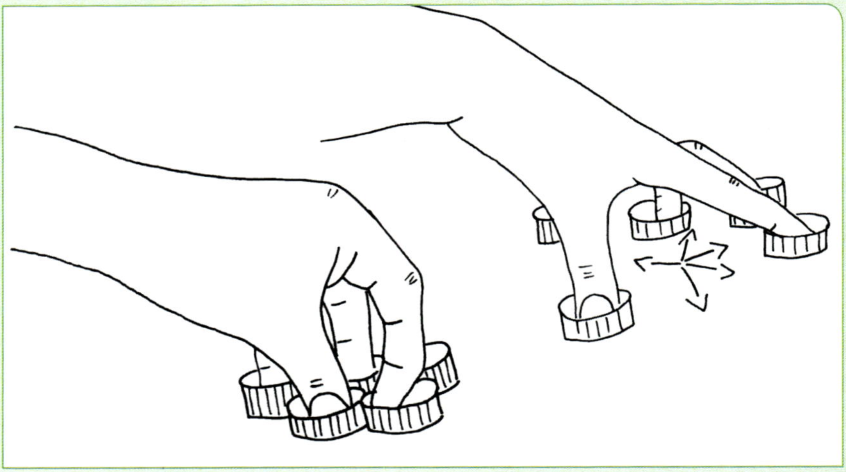

Fünf Flaschendeckel liegen mit der Öffnung nach oben auf dem Tisch. Nun die Fingerspitzen der rechten Hand jeweils in einen Flaschendeckel legen.

Jetzt die Fingerspitzen zusammen- und wieder auseinanderschieben. Dabei die Deckel wie Gleitschuhe über den Tisch gleiten lassen, als würden sie sich auf glattem Eis bewegen.

Die Übung mehrfach wiederholen und anschließend mit der linken Hand ausführen.

Übung 6: Schießen

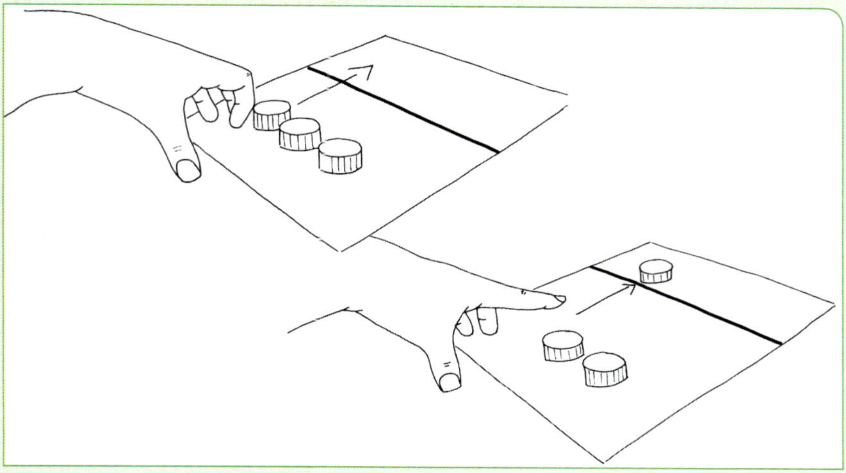

Jeder Teilnehmer erhält einen DIN-A4-Bogen, der durch einen deutlichen Querstrich in zwei Hälften geteilt ist. In der vorderen Hälfte, die der Person zugewandt ist, liegen drei Deckel in einer Reihe. Diese sollen jetzt mit dem Zeigefinder in die obere Hälfte »geschossen« werden.

Die Schwierigkeit besteht darin, den richtigen Schwung zu finden – sodass die Deckel über die Linie geschossen werden und in der oberen Hälfte ankommen.

Danach alle anderen Finger ausprobieren.

Eventuell muss bei sehr dynamischen Teilnehmern anstatt des DIN-A4-Bogens ein größeres Blatt Papier genommen werden.

Übung 7: Nicht über das Ziel hinaus

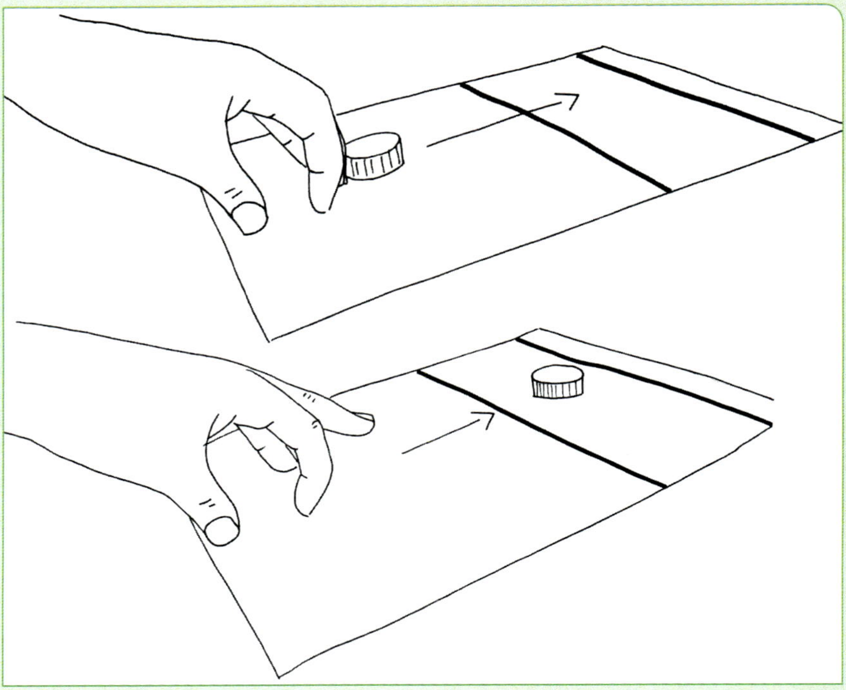

Jeder Teilnehmer erhält einen DIN-A4-Bogen, auf dem zwei Linien eine Zielfläche markieren. Die Deckel liegen wieder in der vorderen Hälfte des Papierbogens.

Nun sollen sie bei dieser Übung in den begrenzten Bereich, die Zielfläche »geschossen« werden – nicht davor landen oder darüber hinaus schießen.

Diese Übung mit allen Fingern beider Hände wiederholen.

Übung 8: Auf der Kante gerollt

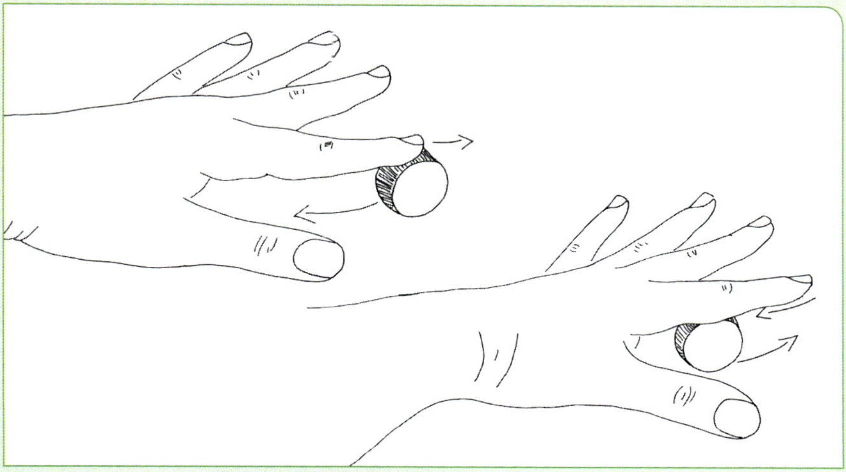

Einen Deckel auf seine Kante stellen und mit den einzelnen Fingern vor und zurück rollen. Dabei bewegt sich der Deckel von der jeweiligen Fingerspitze bis zum Fingergrundgelenk und zurück. Diese Übung mehrfach wiederholen.

Hat der Deckel eine geriffelte Oberfläche, werden die Finger beim Hin- und Herrollen sogar leicht massiert.

Handgymnastik mit einem Korken

Für die folgenden Übungen benötigen jede Teilnehmerin und jeder Teilnehmer einen möglichst unversehrten, großen Flaschenkorken.

Übung 9: Korken pressen

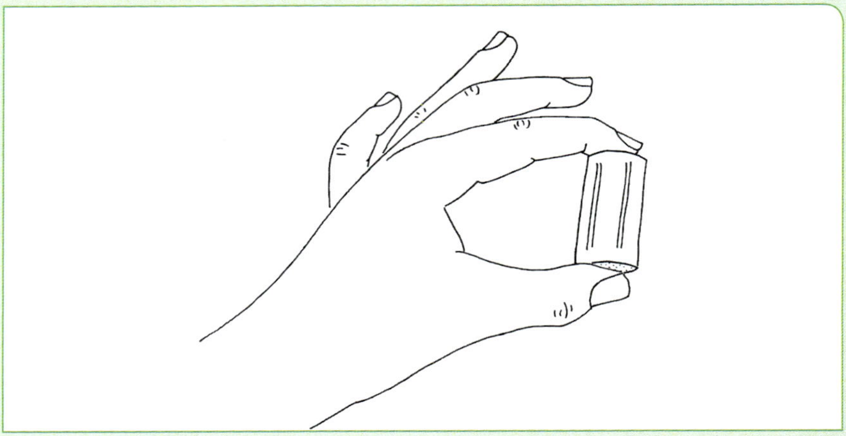

Den Korken hochkant zwischen Daumen und Zeigefinger halten. Dabei abwechselnd viel oder wenig Druck auf den Korken geben – also den Korken mal mehr und mal weniger zusammendrücken. Dafür ggf. Kommandos geben: drücken – lockern – drücken – lockern …

Diese Übung anschließend mit dem Daumen und allen anderen Fingern durchführen – sowohl mit der rechten als auch mit der linken Hand.

Übung 10: Korken rollen

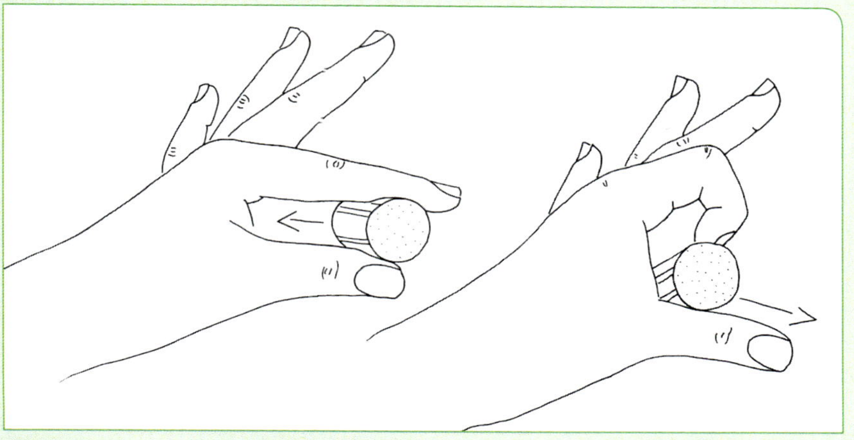

Den Korken quer mit Daumen und Zeigefinger der einen Hand greifen und dazwischen hin und her rollen, ohne dass er hinunterfällt. Diese Übung mehrfach wiederholen.

Dann den Zeigefinger erst durch den Mittelfinger, dann Ringfinger und kleinen Finger ersetzen und den Korken jeweils hin und her rollen.

Anschließend die Hand wechseln und das Korkenrollen auch hier mit allen Fingern durchführen.

Übung 11: Wechsel dich

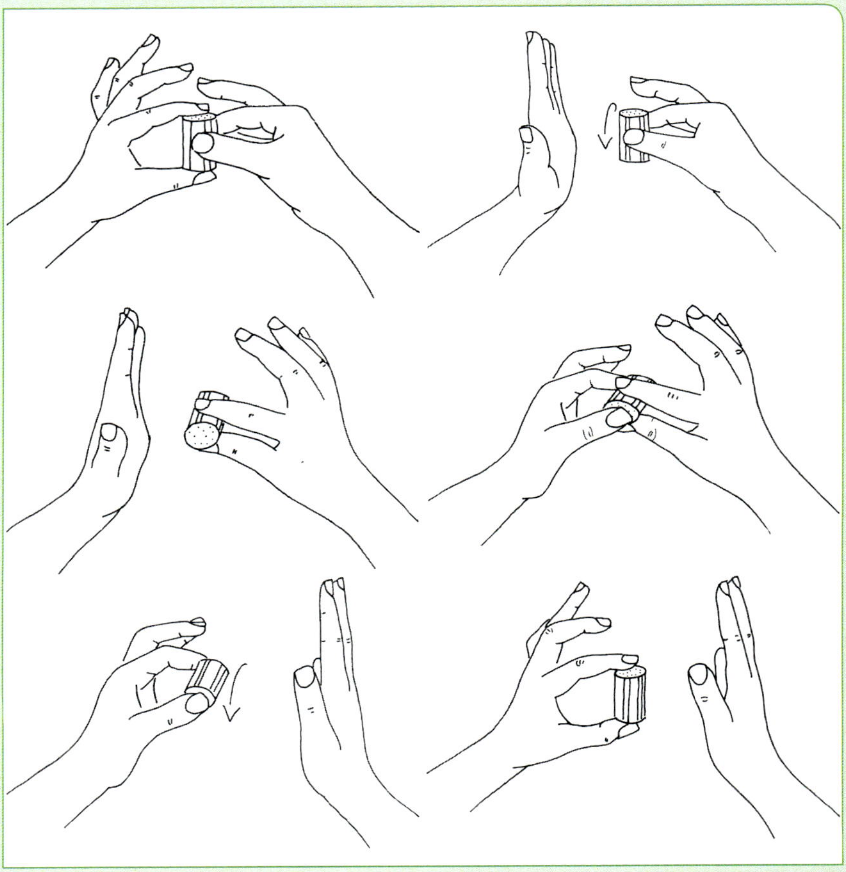

Der Korken wird aufrecht mit dem Daumen und dem Zeigefinger der linken Hand an den Enden gehalten. Der Daumen und der Zeigefinger der rechten Hand greifen den Korken nun von vorn und hinten.

Die Finger der linken Hand lösen sich. Anschließend die rechte Hand so drehen, dass das eine Ende des Korkens auf den Teilnehmenden zeigt.

Zeigefinger und Daumen der linken Hand greifen nun den Korken wieder an seinen Enden.

Jetzt lösen sich die Finger der rechten Hand. Der Korken befindet sich nun wieder in der linken Hand, die den Korken wieder aufrichtet. Diese Übung mehrfach wiederholen.

Anschließend die Übung auch mit den Daumen und den Mittel-, Ring- und den kleinen Fingern durchführen.

Übung 12: Auf dem Tisch rollen

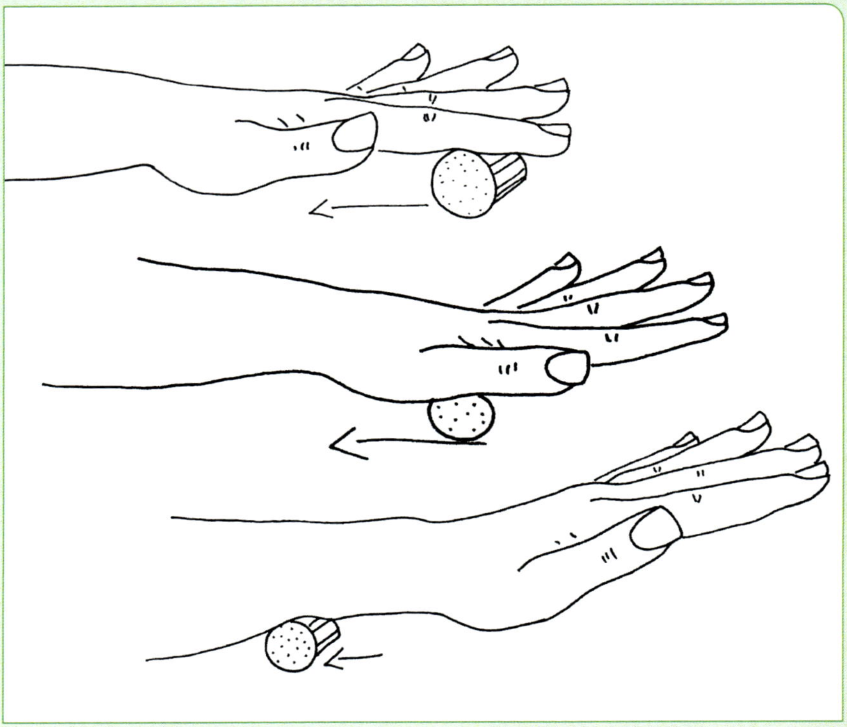

Der Korken liegt quer auf dem Tisch und wird mit dem Zeigefinger der rechten Hand von der Fingerspitze bis zum Unterarm gerollt. Diese Übung mehrfach wiederholen.

Dann die Übung nach und nach mit allen Fingern beider Hände durchführen.

Übung 13: Mit dem Handrücken rollen

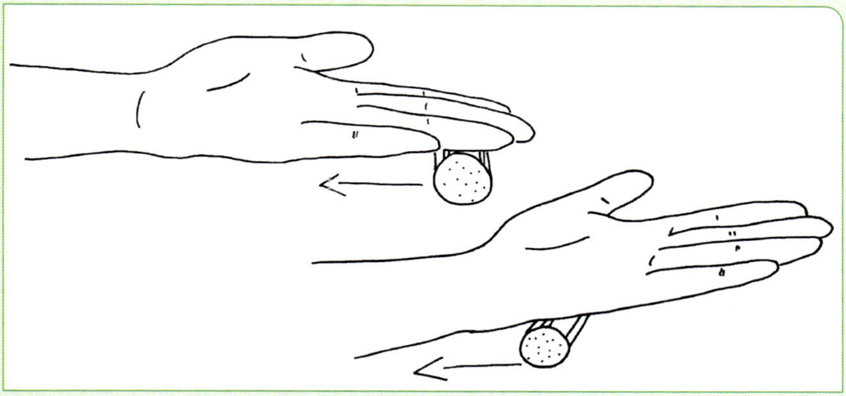

Der Korken liegt quer auf dem Tisch und wird mit dem Handrücken einer Hand von den Fingerspitzen bis zum Unterarm gerollt. Diese Übung mehrfach wiederholen.

Dann die Übung mit der anderen Hand durchführen.

Übung 14: Stehaufmännchen

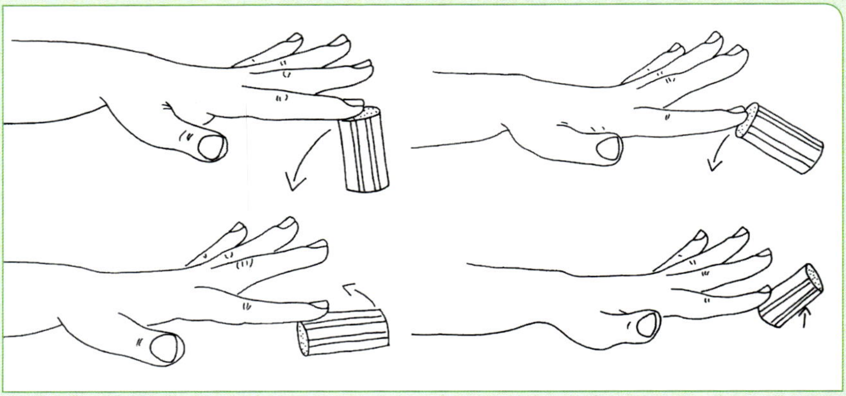

Zunächst steht der Korken aufrecht auf dem Tisch. Der Zeigefinger der linken Hand liegt oben auf dem Korken und drückt leicht auf den Korken, sodass er umfällt.

Nun den Finger auf das untere Ende des Korkens legen und ihn mit etwas Druck wieder aufrichten. Auch diese Übung mit allen Fingern beider Hände ausführen.

Übung 15: Um die Längsachse drehen

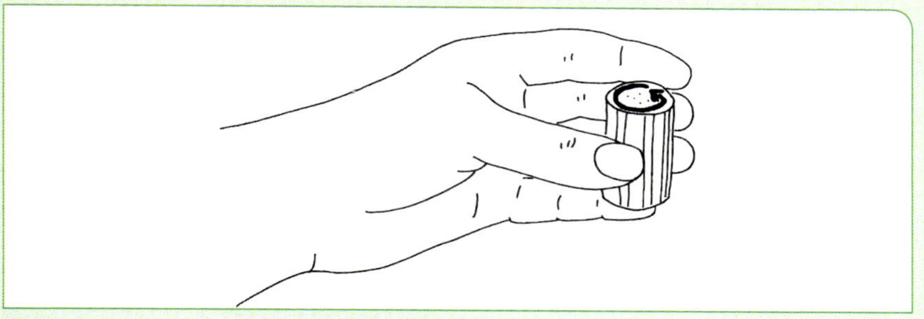

Der Korken wird zu Beginn aufrecht in der linken Hand gehalten.

Mit allen Fingern der linken Hand wird der Korken nun im Uhrzeigersinn und gegen den Uhrzeigersinn in der Hand gedreht.

Danach diese Übung mit der rechten Hand durchführen.

Übung 16: Um die Querachse drehen

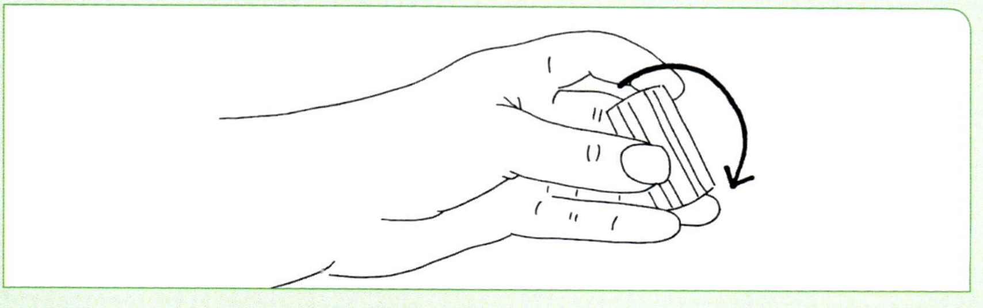

Der Korken wird aufrecht in der linken Hand gehalten.

Mit allen Fingern dieser Hand wird der Korken vorwärts und rückwärts um die Querachse gedreht.

Danach diese Übung auch mit der rechten Hand durchführen.

Übung 17: Um den Mittelpunkt drehen

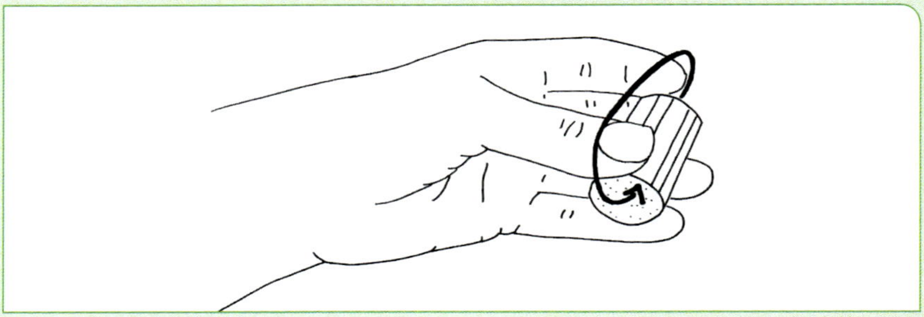

Der Korken wird aufrecht in der linken Hand gehalten.

Mit allen Fingern der linken Hand wird der Korken nun um seinen Mittelpunkt gedreht.

Dann diese Übung auch mit der rechten Hand durchführen.

Übung 18: Korken heben

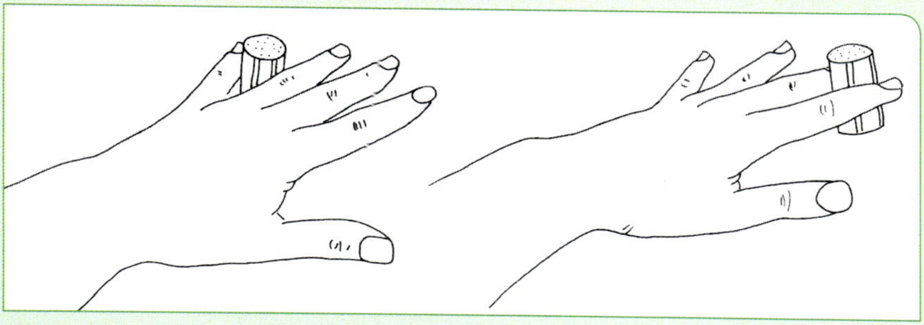

Der Korken steht hochkant links vor dem Teilnehmern auf dem Tisch.

Mit den Innenseiten des kleinen Fingers und des Ringfingers der linken Hand wird der Korken gehalten und auf die rechte Seite gestellt oder geschoben. Hier übernehmen die Finger der rechten Hand: Die Innenseiten des rechten kleinen Fingers und des Ringfingers halten, schieben oder heben den Korken nach links.

Anschließend kommen alle anderen Finger nacheinander zum Einsatz.

Handgymnastik mit Pappbechern

Für diese Übung benötigen jede Teilnehmerin und jeder Teilnehmer je einen Pappbecher.

Übung 19: Auf den Kopf gestellt

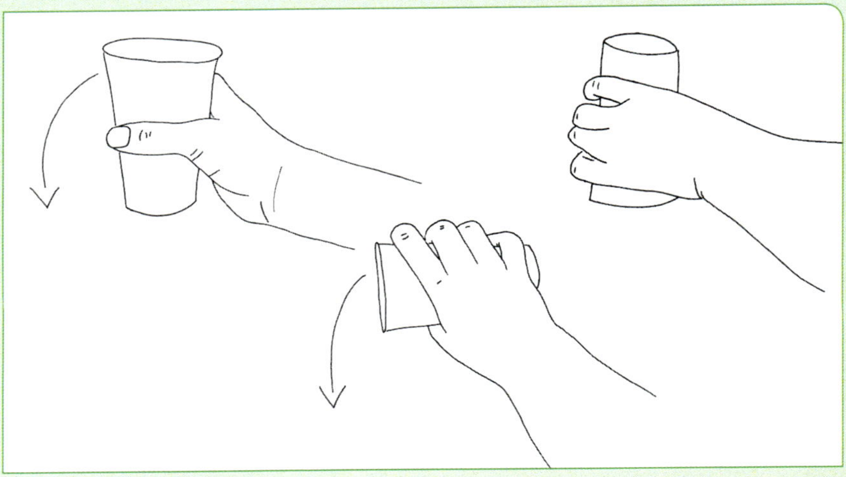

Ein Becher steht vor jedem Teilnehmer auf dem Tisch.

Mit der rechten Hand wird der Becher gegriffen, angehoben, in der Luft gedreht und umgekehrt abgestellt. Dabei darf sich die Hand nicht vom Becher lösen. Steht der Becher auf dem Kopf, löst sich die Hand.

Anschließend greift die rechte Hand wieder den Becher und dreht ihn erneut um – dieses Mal steht er dann aufrecht.

Dieses abwechselnde Anheben, Drehen und Absetzen mehrfach wiederholen. Dann die linke Hand einsetzen.

Übung 20: Balancieren

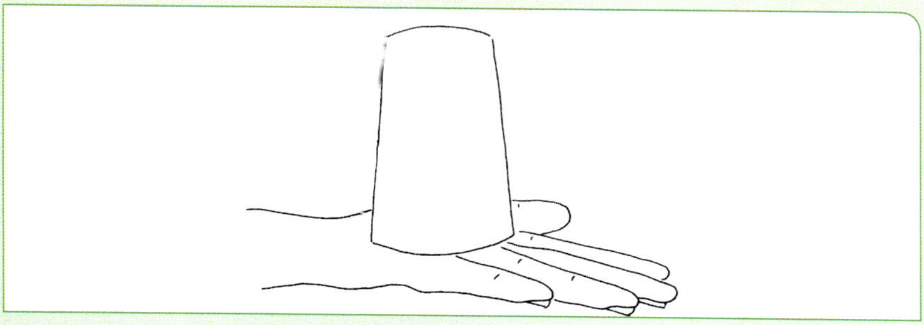

Den Becher umgekehrt auf die Handinnenfläche stellen, dabei die Hand so gerade wie möglich halten.

Nun wird der Becher ausbalanciert – die Hand bewegt sich langsam nach oben und unten, nach vorne und hinten und führt, wenn möglich, Drehbewegungen aus. Der Becher soll dabei sicher auf der Handfläche stehen bleiben.

Anschließend die Hand wechseln.

Übung 21: Dreh dich

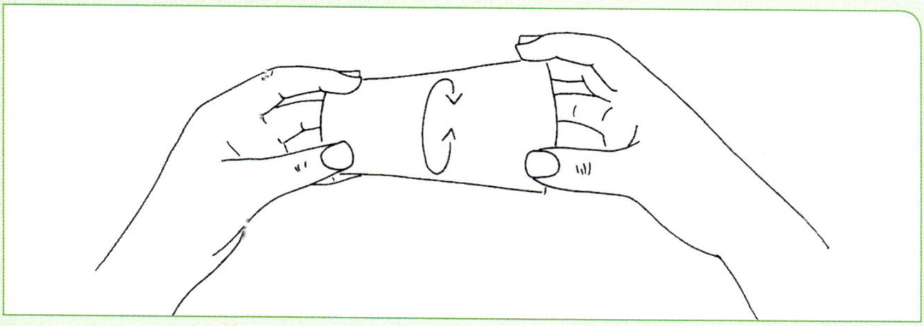

Den Becher mit beiden Händen an jeweils einem Ende festhalten und in beide Richtungen waagerecht um die Längsachse drehen.

Übung 22: Dreh dich – hochkant

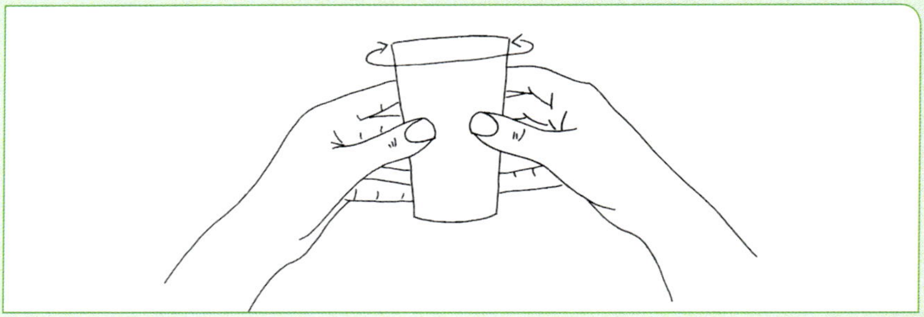

Der Becher wird mit den Fingerspitzen beider Hände an den Seiten gehalten.

Anschließend bewegen die Fingerspitzen den Becher hochkant um die Längsachse.

Übung 23: Dreh dich – rundherum

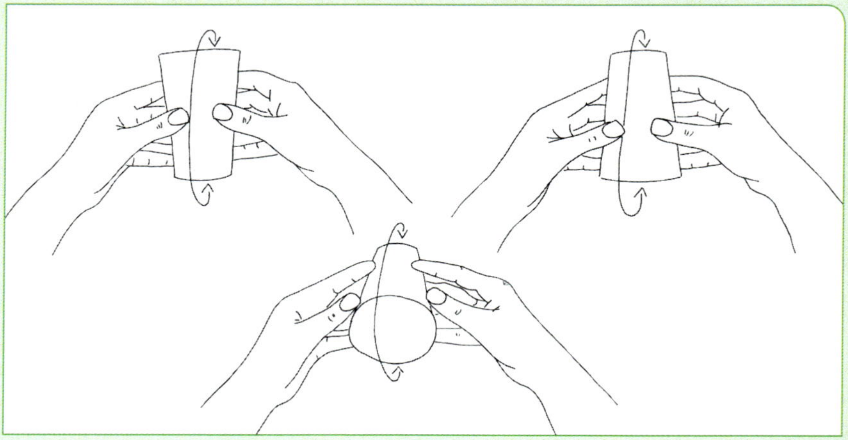

Der Becher wird mit beiden Händen gehalten und rundherum gedreht.

Übung 24: Glocken läuten

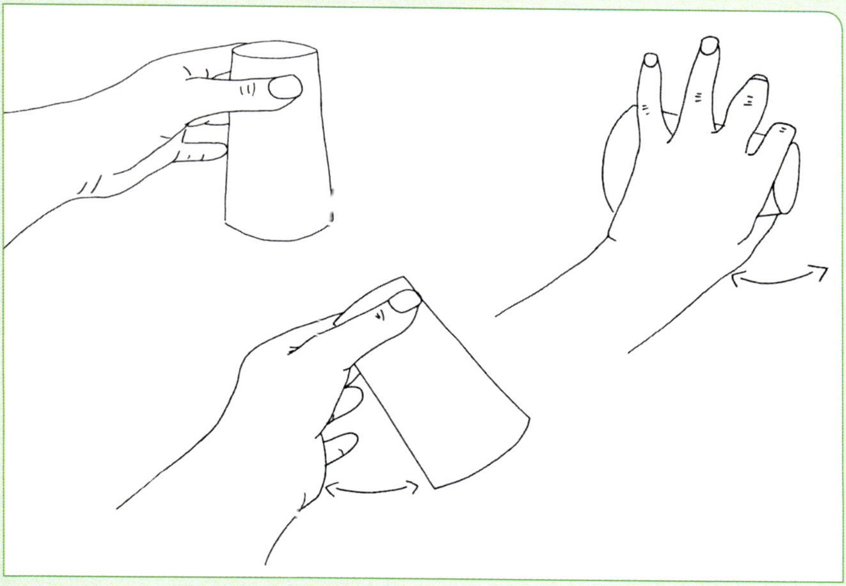

Zu Beginn steht der Becher auf dem Kopf auf dem Tisch vor der Teilnehmerin oder dem Teilnehmer.

Daumen und Zeigefinger der linken Hand heben ihn am oberen Ende hoch und lassen ihn hin- und herschaukeln als wäre er eine Glocke.

Auch diese Übung mit allen Fingern beider Hände durchführen.

Übung 25: Umschubsen und aufrichten

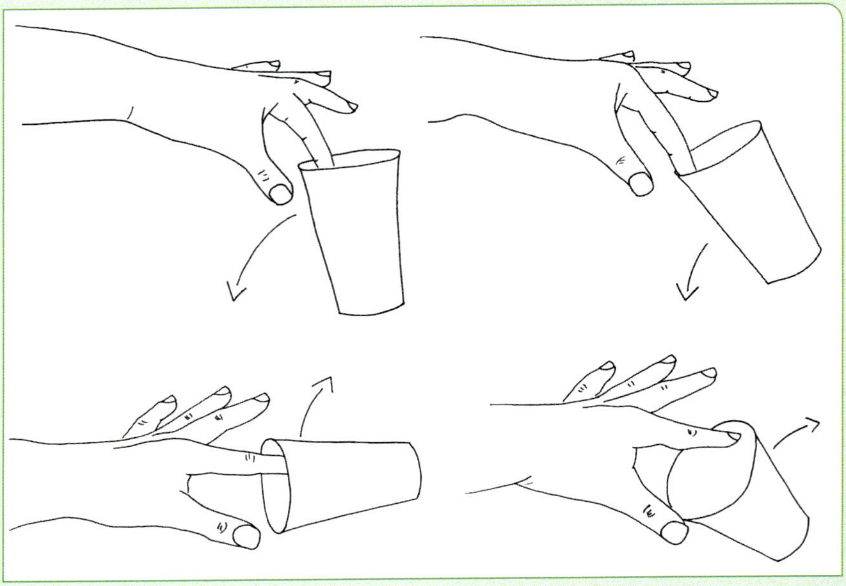

Der Becher steht mit der Öffnung nach oben auf dem Tisch.

Der Zeigefinger wird in den Becher gesteckt und so an die Innenseite gedrückt, dass der Becher umfällt.

Jetzt den auf der Seite liegenden Becher mit dem Zeigefinger wieder aufrichten.

Diese Übung auch mit allen anderen Fingern beider Hände durchführen.

Übung 26: Von innen gehalten

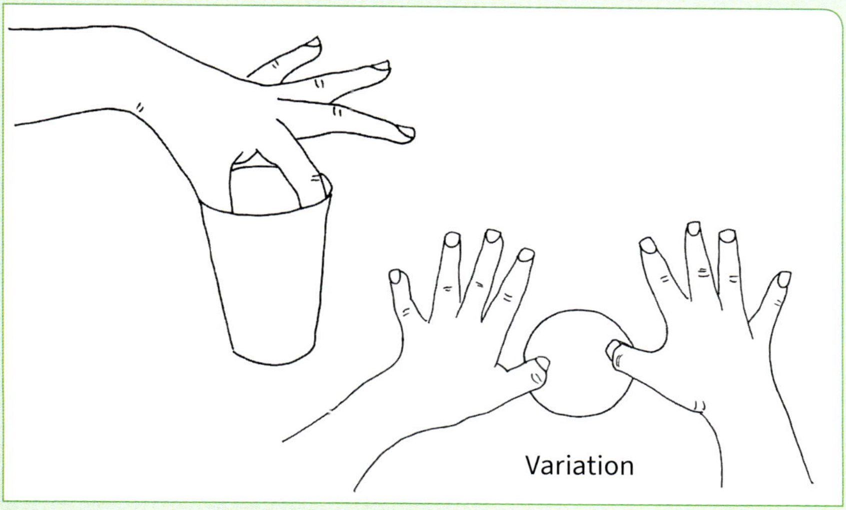

Ein Becher steht links vor jedem Teilnehmer.

Der Zeigefinger und der Daumen der linken Hand werden in den Becher gesteckt und so gegen die Innenwände gedrückt, dass der Becher hochgehoben und auf die rechte Seite gestellt werden kann. Anschließend heben ihn Daumen und Zeigefinger der rechten Hand wieder auf die linke Seite.

Diese Übung wird mit den Finger-Paaren »Daumen – Mittelfinger«, »Daumen – Ringfinger« und »Daumen – kleiner Finger« beider Hände wiederholt.

Variationen der Übung:

- Der Becher wird verstellt, indem beide Daumen von innen gegen die Becherwand drücken und den Becher anheben. Es folgen beide Zeige-, Mittel- und Ringfinger sowie die kleinen Finger.
- In den Becher werden kleine Gegenstände (z. B. Murmeln, Münzen, Steine) gelegt, die als Gewichte fungieren.

Handgymnastik mit einem Tischtennisball

Für diese Übung benötigen jede Teilnehmerin und jeder Teilnehmer einen handelsüblichen Tischtennisball.

Übung 27: In der Hand drehen

Den Ball zuerst in die rechte Hand nehmen und mit allen Fingern in der Hand herumdrehen – wenn möglich mal mit und mal gegen den Uhrzeigersinn.

Anschließend den Ball mit der rechten Hand in die linke legen, sodass er dann mit allen Fingern in der linken Hand gedreht werden kann.

Diese Übung mehrfach im Wechsel wiederholen.

Übung 28: Schaukeln

Der Ball wird so in beide Hände gelegt, als befände er sich in einer Schale.

Durch eine schaukelnde Bewegung der Hände, das Hin- und Herbewegen der »Schale«, rollt der Ball auf den Handinnenflächen, sodass er beinahe aus der Schale rollt … Also aufpassen, dass er nicht herauskullert!

Übung 29: Der Kran

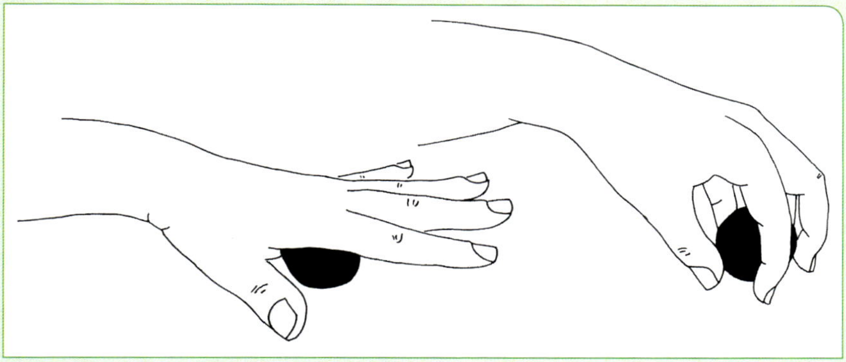

Der Ball liegt links vor dem Teilnehmer auf dem Tisch. Die gespreizte linke Hand des Teilnehmers legt sich dann über dem Ball.

Nun schließen sich die Finger langsam um den Ball; der umschlossene Ball wird langsam nach oben gehoben und auf der rechten Seite wieder abgelegt.

Anschließend greift und trägt die rechte Hand den Ball wieder nach links.

Variationen der Übung:

- Alternativ zum Ablegen des Balles, kann er auch in ein Gefäß fallengelassen werden, z. B. in einen kleiner Eimer oder Karton.
- Oder: Der Ball wird aus der Hand fallengelassen und von der anderen Hand aufgefangen. Hier entscheidet die Höhe, wie schwer das Auffangen ist.

Übung 30: Der Tanzbär

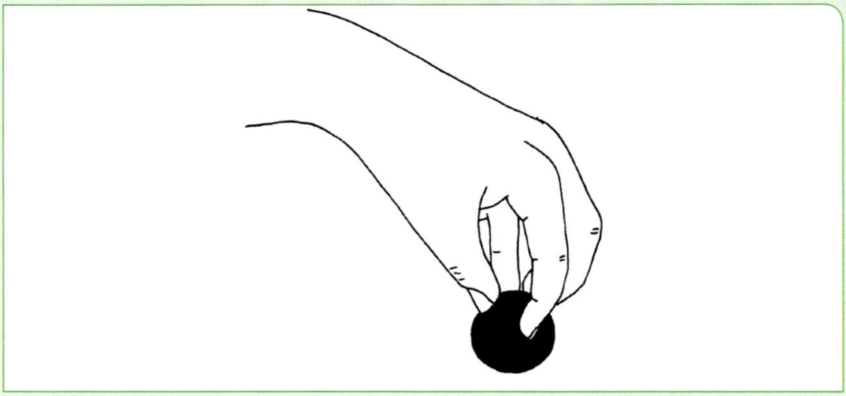

Bei dieser Übung liegt der Ball vor jedem Teilnehmer auf dem Tisch.

Die Fingerspitzen der linken Hand berühren den Ball sanft von oben und bewegen ihn hin und her. Wie ein Tanzbär wird er mit den Fingerspitzen über die Tischplatte gerollt – von links nach rechts, von vorne nach hinten und ab und zu im Kreis.

Dann diese Übung auch mit der rechten Hand durchführen.

Übung 31: Seitenwechsel

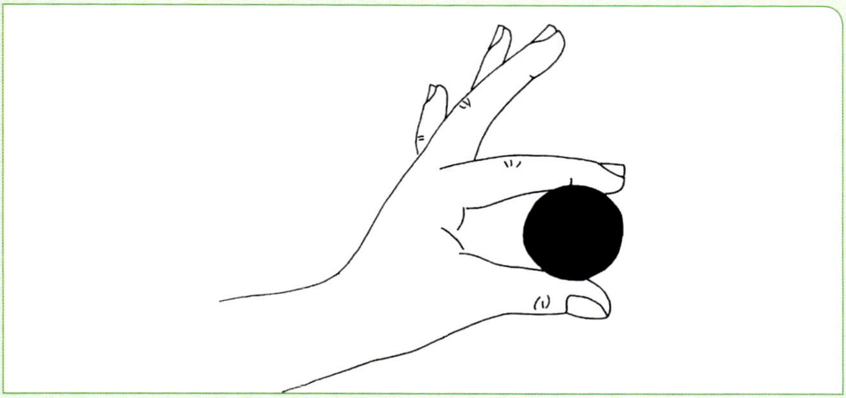

Rechts und links vor den Teilnehmern stehen zwei Behältnisse auf dem Tisch.

Der Ball liegt in dem Behältnis auf der rechten Seite. Nur mit dem Daumen und dem Zeigefinger der linken Hand wird der Ball aus dem Behälter genommen und von der rechten auf die linke Seite gebracht. Dann erfolgt der Wechsel. Die rechte Hand transportiert ihn wieder von links nach rechts.

Diese Übung mit allen Fingerpaaren beider Hände wiederholen.

Übung 32: Hoch hinaus

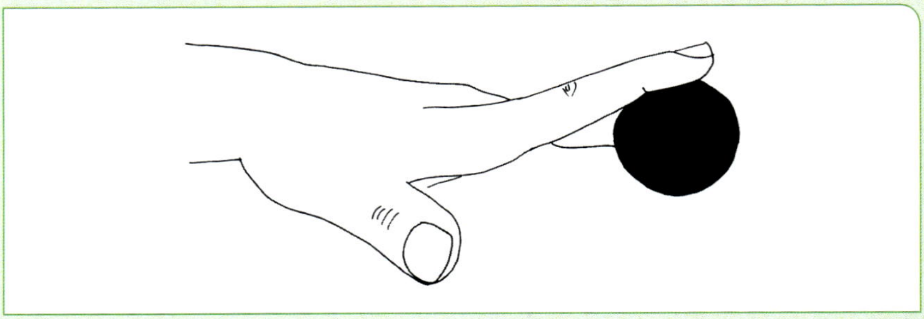

Bei dieser Übung liegt der Ball links vor den Teilnehmern auf dem Tisch. Die linke Hand liegt daneben.

Nun wird nur der Zeigefinger der linken Hand auf den Ball gelegt, die anderen Finger bleiben flach auf dem Tisch liegen.

Anschließend wird die Übung mit allen Fingern beider Hände wiederholt.

Um zu verhindern, dass der Ball wegrollt, kann ein feuchtes Tuch darunter platziert werden.

Übung 33: Ball rollen

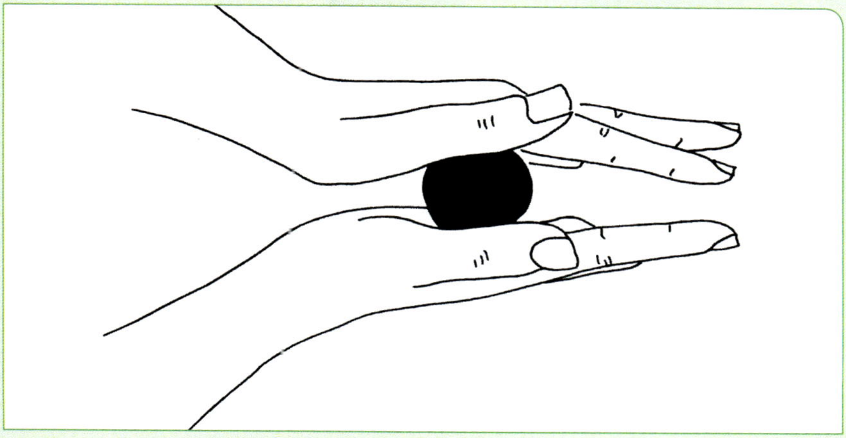

Zur Entspannung wird der Ball nun zwischen beide Handflächen gelegt und locker hin und her gerollt, als ob man einen Knödel formen möchte. Dabei ist abwechselnd die linke, bzw. die rechte Hand oben.

Das Rollen des Balles kann dabei sehr dynamisch werden: Werden die Arme beim Rollen angehoben, gestreckt und wieder angezogen, entstehen zusätzliche große Bewegungen. Die Ellenbogen und die Schultern werden mittrainiert.

Handgymnastik mit einem Tuch

Stellen Sie jedem Teilnehmer für diese Aufgabe ein quadratisches Tuch mit ca. 30 cm Seitenlänge zur Verfügung (z. B. Stofftaschentücher).

Übung 34: Tisch wischen

Das Tuch liegt auf dem Tisch, die rechte Hand wird darüber gelegt und bewegt sich in Kreisen – wischt quasi den Tisch.

Wer möchte, kann große Wischbewegungen ausführen und den ganzen Arm, die Schulter und den Oberkörper miteinbeziehen.

Übung 35: Bügelarbeit

Das Tuch liegt vor den Teilnehmern auf dem Tisch – mit der flachen Hand wird es zunächst glatt gestrichen.

Dies geschieht von der Mitte mit der rechten Hand nach rechts außen, von der Mitte mit der linken Hand nach links außen, von der Mitte mit der rechten Hand nach oben, von der Mitte mit der linken Hand nach unten, dann von der Mitte mit der linken Hand nach oben und anschließend mit der rechten Hand von der Mitte bis nach unten.

Übung 36: Faltkunst

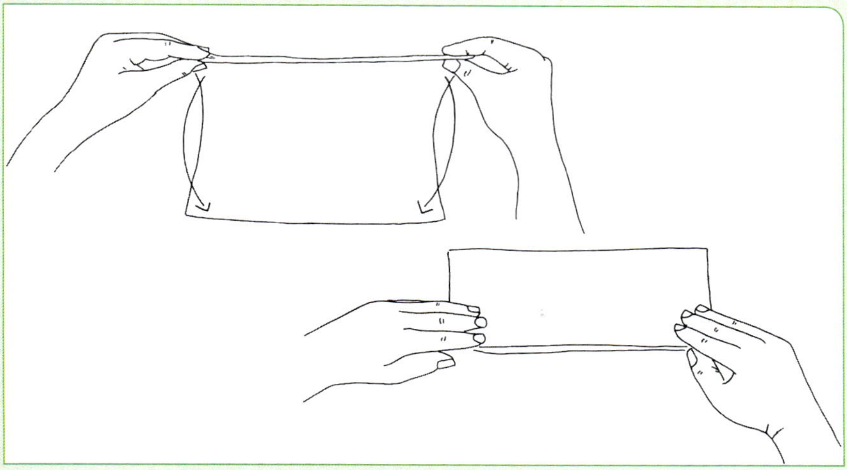

Jetzt wird das in der Übung 35 glattgestrichene Tuch wieder zusammengefaltet.

Zuerst wird es mittig nach unten gefaltet, der entstehende Falz wird mit den Fingern nachgestrichen. Dann das Tuch wieder auseinanderfalten und glattstreichen.

Nun wird es mittig nach rechts gefaltet. Auch dieses Mal wird der Falz nachgestrichen. Anschließend das Tuch wieder auseinanderklappen und glattstreichen.

Schließlich wird es in einem letzten Schritt diagonal gefaltet und gefalzt.

Diese Übung mehrfach wiederholen.

Variation der Übung:

- Die Übung kann auch nur mit einer Hand durchgeführt werden.

Übung 37: Drehscheibe

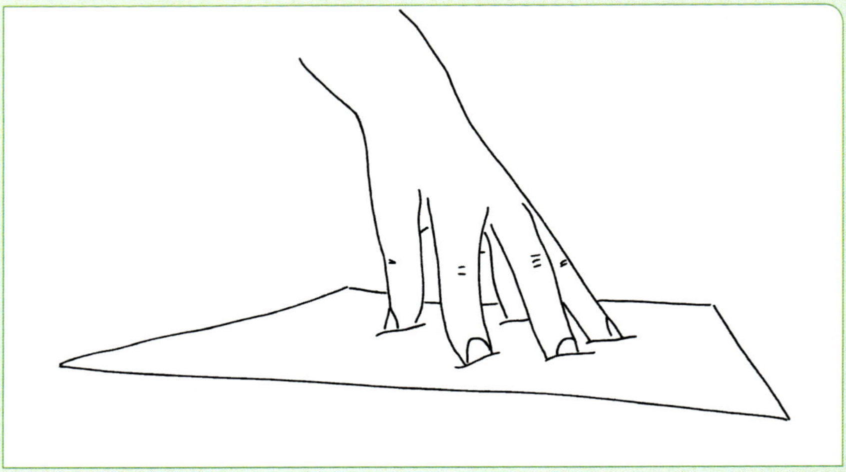

Das Tuch liegt auf dem Tisch.

Mit den Fingerspitzen der linken Hand wird das Tuch in kleinen Kreisen bewegt, als wäre das Tuch eine Schallplatte, die um den eigenen Mittelpunkt gedreht wird.

Es bewegen sich bei dieser Übung nur die Finger und nicht der ganze Arm.

Mit den Fingerspitzen der rechten Hand die gleiche Übung machen.

Übung 38: Verschwundenes Tuch

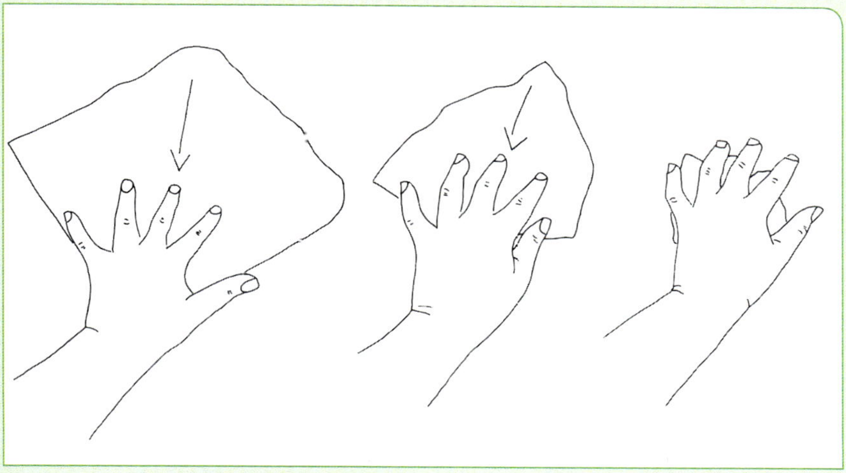

Das Tuch liegt ausgebreitet auf dem Tisch. Die linke Hand liegt davor.

Ohne die Hand vom Tisch anzuheben, wird eine Ecke des Tuches aufgenommen und schließlich mit den Fingern in die Hand gezogen, bis es völlig darin verschwunden ist.

Diese Übung auch mit der linken Hand ausführen.

Übung 39: Eingesogen

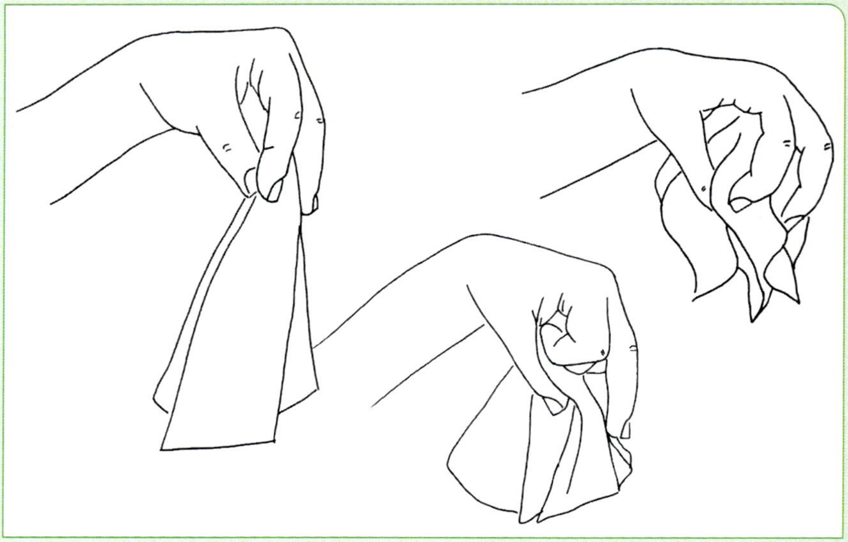

Das Tuch liegt ausgebreitet auf dem Tisch. Die linke Hand schwebt kurz darüber, ohne dass sie oder der Arm den Tisch berühren.

Mit den Fingerspitzen wird das Tuch vorsichtig gegriffen. Jetzt »saugen« die Finger der linken Hand – ohne Unterstützung der anderen Hand – das Tuch in die Handinnenfläche »ein«, bis es völlig darin verschwunden ist.

Diese Übung auch mit der rechten Hand ausführen.

Übung 40: Durch den Kreis gezogen

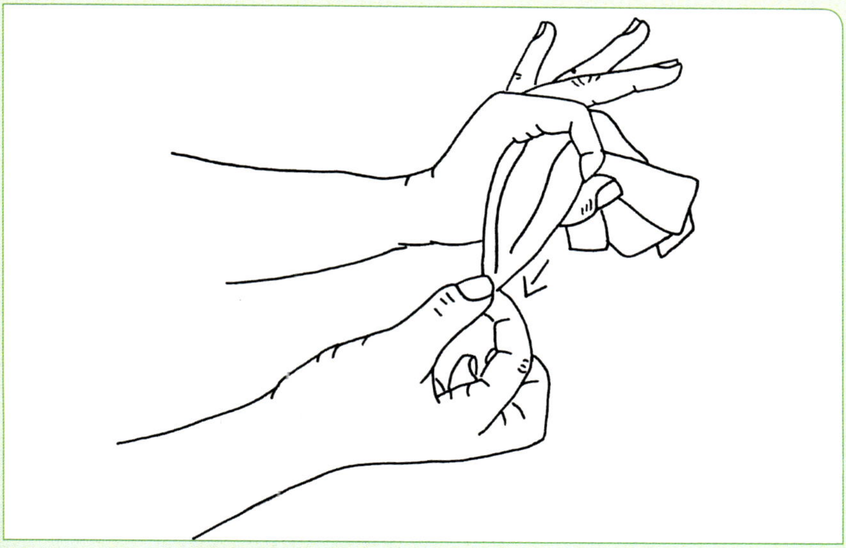

Die rechte Hand hält das Tuch. Der Daumen und der Zeigefinger der linken Hand formen einen Ring, in den die rechte Hand das Tuch einfädelt. Anschließend wird das Tuch langsam mit der rechten Hand durch den Ring gezogen.

Dann bilden Daumen und Mittelfinger einen Ring und die Übung wird damit wiederholt.

Nacheinander bilden ebenso der Daumen und der Ringfinger sowie der Daumen und der kleine Finger Ringe, durch die das Tuch jeweils gezogen wird.

Diese Übung auch mit der rechten Hand ausführen.

Übung 41: Aufgerollt

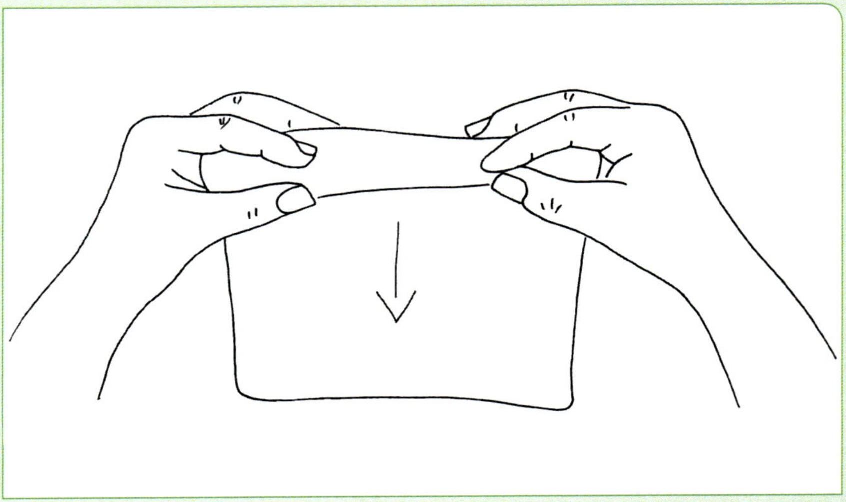

Das Tuch jeweils an den Außenseiten mit beiden Händen halten und langsam zu einer Längsrolle aufrollen. Dabei berühren weder das Tuch, die Hände oder die Arme den Tisch.

Sobald das Tuch aufgerollt ist, wird es auf dieselbe Art und Weise wieder ausgerollt.

Diese Übung mehrfach wiederholen.

Übung 42: Tip-Top

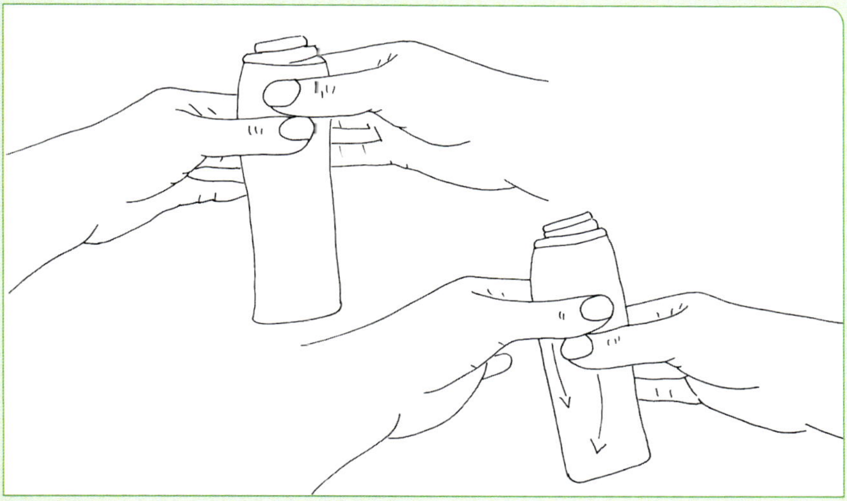

Das gerollte Tuch wird von den Fingern der rechten Hand hochkant weit oben gehalten. Nun greifen die Finger der linken Hand das Tuch kurz unterhalb denen der rechten Hand, sodass sich die Daumen berühren.

Jetzt greift die rechte Hand um usw., bis eine Hand am Ende des Tuches angekommen ist.

Anschließend klettern die Finger wieder abwechselnd nach oben.

Handgymnastik mit einem Gummiband

Für diese Aufgabe wird pro Teilnehmer ein Gummiband benötigt.

Übung 43: Spannung aufbauen

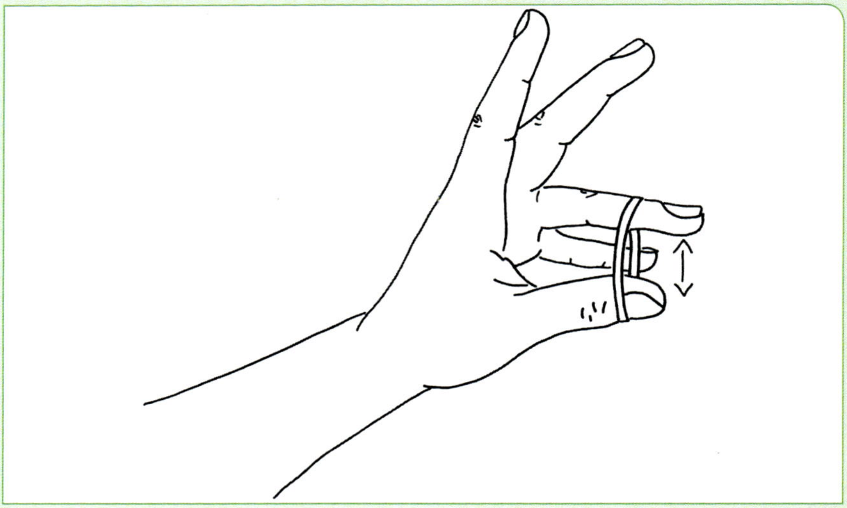

Das Gummiband wird um den Zeigefinger und um den Daumen der linken Hand gelegt.

Durch das Auseinanderdrücken der beiden Finger spannt es sich. Diese Spannung wieder ein paar Sekunden halten und dann das Band erschlaffen lassen. Die Übung mehrfach wiederholen.

Anschließend das Gummi über Daumen und Mittelfinger, Daumen und Ringfinger (siehe Zeichnung) und Daumen und kleinen Finger legen und die Übung wiederholen. Auch die rechte Hand trainieren.

Übung 44: Das Dreieck

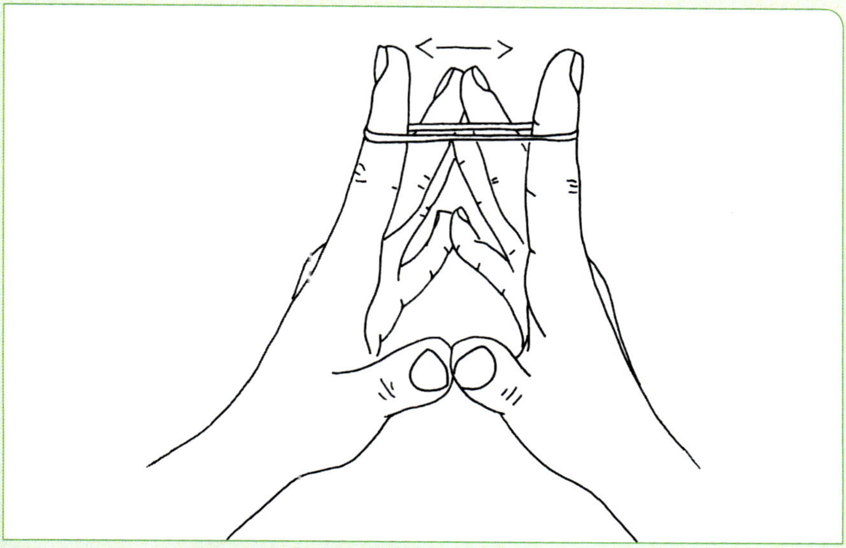

Die Fingerkuppen beider Hände treffen aufeinander. Über die beiden Zeigefinger wird locker ein Gummiband gelegt – ggf. muss es doppelt genommen werden, wenn es zu lang ist.

Nun spannen die Zeigefinger das Gummi, indem sie sich langsam voneinander weg, auseinander bewegen bis das Gummiband Spannung erhält.

Die Zeigefinger halten die Spannung ein paar Sekunden und gehen dann wieder zusammen – das Band erschlafft. Die Übung mehrfach wiederholen.

Anschließend wird das Gummi nacheinander über die beiden Mittelfinger, die Ringfinger und die kleinen Finger gelegt und die Übung wiederholt.

Übung 45: Fingerhakeln

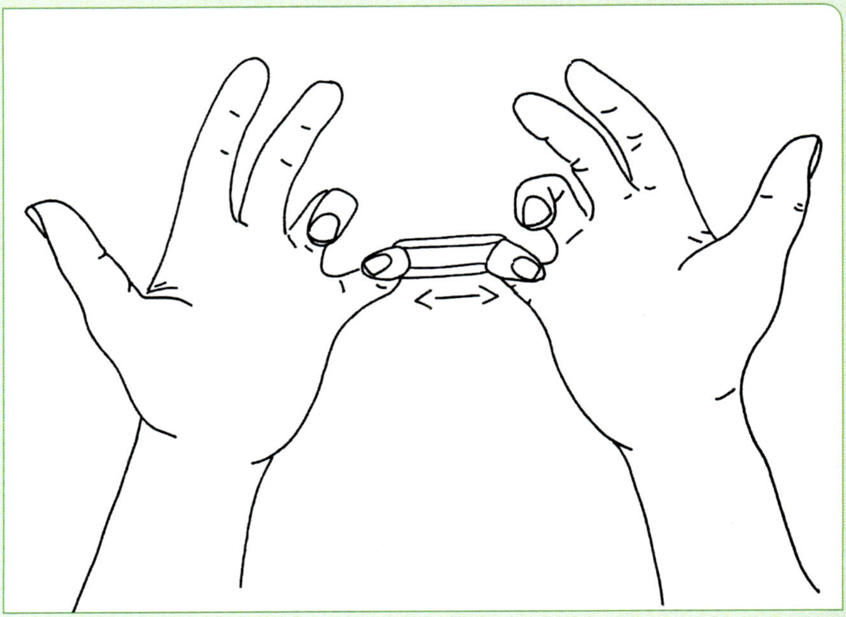

Die Teilnehmer halten Ihre Hände nebeneinander aufrecht vor sich; die Handinnenflächen sind ihnen zugewandt.

Nun wird das Gummiband um die beiden kleinen Finger gelegt. Die Hände bewegen sich langsam seitlich voneinander weg, sodass das Gummi gespannt wird. Die Spannung wieder etwas halten und dann die Hände wieder zusammenführen.

Diese Übung mit allen Fingern beider Hände wiederholen.

Anschließend die Hände so drehen, dass die Handrücken zu den Teilnehmern zeigen und noch einmal alle Finger trainieren.